# 51 Ricette Per La Donna Incinta:

## Nutrizione Intelligente E Dieta Adeguata Per Le Mamme In Attesa

Di

**Joe Correa CSN**

# COPYRIGHT

# RINGRAZIAMENTI

Questo libro è dedicatoai miei amici e ai membri della mia famiglia che hanno avuto una lieve o grave malattia cosicchè possano trovare una soluzione e fare i cambiamenti necessari nella vostra vita.

# 51 Ricette Per La Donna Incinta:

## Nutrizione Intelligente E Dieta Adeguata Per Le Mamme In Attesa

Di

**Joe Correa CSN**

# CONTENUTI

## SULL'AUTORE

Dopo anni di ricerca, credo onestamente nel potere che un'alimentazione giusta può avere sul corpo e la mente. La mia conoscenza ed esperienza mi ha aiutato a vivere in modo più sano negli anni e ho iniziato a condividerla con gli amici e la mia famiglia. Più si conosce sul mangiare e bere in modo salutare, prima si vorrà cambiare la propria vita e le proprie abitudini alimentari.

L'alimentazione è l'elemento chiave nel processo di essere salutari e vivere più a lungo, quindi iniziate oggi. Il primo passo è il più importante e il più significativo.

# INTRODUCTION

51 Ricette Per La Donna Incinta: Nutrizione Intelligente E Dieta Adeguata Per Le Mamme In Attesa

Di Joe Correa CSN

Una delle esperienze più belle per una donna è rimanere incinta. L'opportunità di creare un'altra vita è uno dei regali più belli. Tuttavia, pianificare una gravidanza o essere incinta include la preparazione per uno stile di vita più salutare.

Una dieta corretta durante la gravidanza è di estrema importanza per lo sviluppo e la crescita del bambino. Un apporto bilanciato di vitamine, minerali e altri nutrienti è essenziale per una corretta alimentazione prima, durante e dopo la gravidanza.

In base alla mia ricerca personale, ho creato un libro che include un insieme di ricette che contengono tutti i nutrienti importanti presi dai cibi che non sono solo importanti per la gravidanza ma per la salute in generale. Voglio che queste ricette diano l'dea di ciò che dovrebbe essere una dieta corretta per una donna incinta. Le Proteinee, il calcio, il ferro, e l'acido folico sno alcuni dei nutrienti più Importanti che dovresti ingerire.

L'attenzione principale è sulle Proteinee. Sono le più importanti per lo sviluppo dell'organismo, specialmente per il cuore e il cervello. Le ricette con la carne, fagioli e uova sono l'opzione migliore per un pasto leggero ma pieno di Proteinee.

Il calcio è importante per la salute dei denti e delle ossa, mentre il ferro aiuta alla produzione di sangue, che aiuta la produzione di ossigeno per il tuo bambino. Il latte , lo yogurt greco, il formaggio, e le verdure a foglia verde sono la risorsa migliore di minerali.

L'acido folico si trova in verdure contententi vitamina B, che previene le anomalie al cervello e ad altri organi. Si può trovare anche nella pasta, pane, e le verdure di foglia verde.

Ho unito tutti questi nutrienti in pasti unici di cui godrai ogni giorno della tua gravidanza e per il resto della tua vita.

Il tuo corpo è in uno stato di cambiamento costante,ciò è completamente normale. Questi cambiamenti includono, sbalzi d'umore, causato da degli sbilanciamenti ormonali, e la nausea mattutina, e gli ovvi cambiamenti fisici che avvengono nel tuo corpo. Una dieta corretta è la cosa migliore che puoi iniziare ad adottare per te stesso in questo momento. Non diventare la vittima delle tue voglie. La maggior parte delle donne, cadono nella trappola delle voglie dolci. Questo causerà maggiori sbalzi ormonali. Invece di caramelle, scegli delle opzioni più salutare, come la frutta, che ti aiuteranno ad assumere le giuste vitamine di cui tu e il tuo bambino avete bisogno.

Spero che questo libro ti ispirerà ad assureme gli ingredenti migliori per te e il tuo amato bambino.

# 51 RICETTE PER LA DONNA INCINTA: NUTRIZIONE INTELLIGENTE E DIETA ADEGUATA PER LE MAMME IN ATTESA

## 1. Crema di Zucca

**Ingredienti:**

1 tazza di yogurt greco

1 tazza di zucca, pre-cotta

2 cucchiainoidi sciroppo d'aceto

¼ cucchiaino di spezie di zucca

2 cucchiai di uvetta, tagliato

½ cucchiaino di cannella, macinato

4 cucchiai di granola

2 cucchiai di cavoli

**Preparazione:**

Unire la zucca, lo sciroppo d'acero, le spezie di zucca, e la cannella in un frullato. Frullare fino a creare una purea. Trasferire in una grande ciotola e aggiungere lo yogurt.

Mix Fare uno strato con questo miscuglio e inserirlo in una ciotola da portata. Ora, aggiungere uno strato di granola, uvetta, e cavoli. Guarnire con il miscuglio di zucca e yogurt. Cospargere con della cannella e servire. Può creare più strati se vuoi, è opzionale.

**Informazioni nutrizionali per porzione:** Kcal: 210, Proteine: 12.6g, Carboidrati: 43.2g, Grassi: 12.8g

## 2.    Cetrioli con yogurt

## Ingredienti:

1 grande cetriolo, tagliato

1 spicchio d'aglio, tritato

1 tazza di yogurt bianco

1 cucchiaio di formaggio cottage, fatto a pezzi

## Preparazione:

Sbucciate e tagliare a fette sottili il cetriolo. Mischiare con il formaggio, lo yogurt e l'aglio. LAsciare in frigo per almenno 30 minuti prima di servire. Puoi aggiungere del sale, ma è opzionale.

**Informazioni nutrizionali per porzione:** Kcal: 79, Proteine: 6.0g, Carboidrati: 9.9g, Grassi: 1.2g

## 3.   Frullato di kiwi e mirtilli

### Ingredienti:

½ tazza di mirtilli

1 medio kiwi, sbucciato e tagliato

½ banana media, a fette

1 piccola albicocca, tagliata

½ tazza di Greco yogurt

1 cucchiaio di miele, pastorizzato

¼ cucchiaino di cannella, macinato

### Preparazione:

Unire tutti gli Ingredienti in un frullato. Mescolare finchè il tutto è morbido e servire in bicchieri da portata. Mettere in frigo per 1 ora prima di servire.

**Informazioni nutrizionali per porzione:** Kcal: 149, Proteine: 6.3g, Carboidrati: 30.4g, Grassi: 1.6g

## 4.     Muffin di farina intergale

**Ingredienti:**

1 tazza di latte di mandorle

½ tazza di succo di mela, senza zucchero

¼ tazza di sciroppo d'acero

1 tazza di granturco

1 tazza di mais

1 tazza di farina d'avena

1 cucchiaino di lievito in polvere

1 cucchiaino di bicarbonato di sodio

1 cucchiai di semi di lino

¼ cucchiaino di sale

**Preparazione:**

Pre-riscaldare il forno a 180°C.

Unire il latte di mandorle e i semi di lino in una piccola ciotola. Mettere da parte e immergere in acqua for circa 5-7 minuti.

Unire la farina d'avena, il lievito in polvere, il bicarbonato di sodio, la farina di mais, e il sale in una grande ciotola. Aggiungere il succo di mele e lo sciroppo d'acero. Versare il latte di mandorle e aggiungere il mais. Girare per bene e finchè tutto è unito per bene.

Versare il composto nelle formine per muffin o in una tazza. Posizione in un forno e cuocere per circa 20 minuti. Inserire uno stecchino nel centro e se esce pulito dal muffin, allora sono pronti. Ripetere questo, diverse volte per 15 minuti. Rimuovere dal forno e servire.

**Informazioni nutrizionali per porzione:** Kcal: 179, Proteine: 3.4g, Carboidrati: 27.0g, Grassi: 7.2g

## 5. Spinaci al formaggio e l'Omelette di pomodori

**Ingredienti:**

4 grandi uova, sbattute

½ tazza di formaggio cottage

½ tazza di cipolla, finemente tagliata

1 tazza di spinaci freschi, finemente tagliati

6 pomodori ciliegini, a dadini

1 cucchiaio di burro

½ cucchiaino di sale

¼ cucchiaino di pepe nero, macinato

**Preparazione:**

Sciogliere il burro in una padella anti-aderente a temperatura medio-alta. Aggiungere le cipolle e cuocere finchè sono al dente. Aggiungere le uova e e cospargere in modo omogeneo con una spatola. Cuocere per 3 minuti, o finchè la parte inferiore è leggermente dorata.

Cospargere il formaggio, gli spinaci e i pomodori su una metà della padella. Cospargere con sale e pepe e piegare l'omelette per coprire le verdure. Abbassare il fuoco e cuocere per altri 2 minuti. Rimuovere dai fornelli e trasferire l'omelette in un piatto da portata. Guarnire con del formaggio extra e servire!

**Informazioni nutrizionali per porzione:** Kcal: 131, Proteine: 9.8g, Carboidrati: 8.2g, Grassi: 7.0g

## 6. Lenticchie al curry

**Ingredienti:**

1 tazza di lenticchie, immerse in acqua e pre-cotte

1 tazza di panna a basso contenuto di grassi

4 tazze di acqua

¼ cucchiaino di sale

½ cucchiaino di coriandolo, macinato

½ cucchiaino di Pepe cayenne, macinato

¼ cucchiaino di curcuma, macinato

1 cucchiaino di cumino, macinato

1 piccola cipolla, tagliata

2 cucchiai di burro

1 cucchiaio di prezzemolo, tagliato

**Preparazione:**

Immergere le lenticchie in acqua fredda per almeno 1 ora. L'opzione migliore sarebbe quella di immergerle per una notta.

Versare l'acqua in una grande padella e far bollire, poi abbassare il fuoco. Scolare le lenticchie bene e aggiungere alla pentola. Aggiungere l'aglio, il sale, il coriandolo, il pepe e la curcuma. Coprire con un coperchio per 40 minuti, o finchè le lenticchie sono tenere. Aggiungere altra acqua se necessario.

Sciogliere il burro in una padella anti-aderente a temperatura medio-bassa. Aggiungere la cipolla tagliata e cuocere finchè è dorata. Aggiungere il cumino, e friggere per circa 1-2 minuti. Girare costantemente

Ora, aggiungere le cipolle e il burro nelle lenticchie; cuocere a fuoco basso per altri 5-8 minuti. Aggiungere la panna a basso contenuto di grassi e farla sciogliere sciogliere. Condire con il prezzemolo tagliato e servire.

**Informazioni nutrizionali per porzione:** Kcal: 179, Proteine: 8.8g, Carboidrati: 21.9g, Grassi: 6.5g

## 7.    Mousse di Avocado al cioccolato

**Ingredienti:**

2 avocado medi, snocciolati, sbucciatoi, e tagliati

1 banana media, tagliata

½ tazza di cacao in polevre

5 cucchiai di latte di cocco

2 cucchiai di sciroppo d'acero

1 cucchiaino di estratto di vaniglia

½ cucchiaino di cannella, macinata

¼ cucchiaino di pepe nero, macinato

1 cucchiaino di scorza di arancia

**Preparazione:**

Unire tutti gli Ingredienti in un frullatore. Mescolare finchè tutto è omogeneo e trasferire in ciotoline. Guarnire con della scorza di arancia e servire. Puoi usare la mousse fino a 2 giorni successivi in frigo.

**Informazioni nutrizionali per porzione:** Kcal: 439, Proteine: 6.2g, Carboidrati: 34.1g, Grassi: 34.1g

## 8.    Semi di chia hindu

**Ingredienti:**

1 tazza di semi di chia

1 tazza di panna a basso contenuto di grassi

2 spicchi d'aglio, tagliatoi

1 cucchiaino di zenzero, macinato

¼ cucchiaino di sale

2 piccolo peperoncino piccante, tagliato

1 piccola cipolla, tagliata

**Preparazione:**

Versare 3 tazze di acqua in una pentola profonda e far bollire. Posizionare i semi di chia all'interno e cuocere per 30 minuti a temperatura media, o finchè si inteneriscono.

Aggiungere le spezie e mischiare bene. Cuocere per circa 5-10 minuti, girando costantemente. Guarnire con panna a basso contenuto di grassi e servire.

**Informazioni nutrizionali per porzione:** Kcal: 512, Proteine: 18.8g, Carboidrati: 46.5g, Grassi: 34.4g

## 9.    Zuppa di ceci e peperoncino piccante

### Ingredienti:

2 cucchiaini di semi di cumino

½ tazza di fiocchi di peperoncino rosso

½ tazza di lenticchie

1 cucchiaio di olio d'oliva

1 cipolla rossa , tagliata

3 tazze di brodo di verdure

1 tazza di pomodori, tagliati

½ tazza di ceci

¼ tazza di coriandolo, grossolanamente tagliato

4 cucchiai di yogurt Greco

### Preparazione:

Pre-riscaldare una grande padella anti-aderente e e aggiungere i semi di cumino i fiocchi di peperoncino. Friggere finchè iniziano a saltellare in padella e a rilasciare gli aromi.

Aggiungere l'olio e la cipolla, e cuocere per 5 minuti. Aggiungere le lenticchie, il brodo, e i pomodori. Far bollire e cuocere a fuoco lento per 15 minuti finchè le lenticchie sono al dente.

Trasferire la zuppa in un frullatore. Mischiare finchè è omogeneo e versare di nuovo nella padella. Aggiungere i ceci e scaldare gentilmente. Condire bene e aggiungere il coriandolo. Finire con una mangiata di yogurt e le foglie di coriandolo.

Servire caldo.

**Informazioni nutrizionali per porzione:** Kcal: 263, Proteine: 15.9g, Carboidrati: 37.1g, Grassi: 6.4g

## 10.    Insalata di rucola e Quinoa

**Ingredienti:**

4 tazze di rucola, tagliate

2 tazze di quinoa bianca, pre-cotto

1 grande peperone, tagliato

1 piccola cipolla, tagliata

1 tazza di pomodori ciliegini, a metà

2 cucchiai di mandorle, tostate e tagliate

¼ tazza di succo d'arancia

¼ tazza di succo di limone

¼ tazza di aceto balsamico

½ cucchiaino di sale marino

¼ cucchiaino di pepe nero, macinato

3 tazze di acqua

**Preparazione:**

Unire il succo d'arancia, il succo di limone, l'aceto, il sale marino, e il pepe in una ciotola. Girare bene e mettere da parte per far assorbire tutti i sapori.

Unire la quinoa e l'acqua in una pentola profonda. Portare a bollore e cuocere per 20 minuti, o finchè è tenera. Rimuocere dal calore e strizzare con acqua fredda. Scolare e trasferire in una grande ciotola. Aggiungere la rucola, il pepe e il pomodoro. Spruzzare e combinare il tutto. Spruzzare con delle mandorle tostate.

Refrigerare per almeno 1 ora prima di servire.

**Informazioni nutrizionali per porzione:** Kcal: 187, Proteine: 7.1g, Carboidrati: 31.9g, Grassi: 3.6g

## 11.    Albumi fritti con Formaggio cottage

**Ingredienti:**

4 grandi uova, sbattute

1 tazza di formaggio cottage

¼ tazza di latte scremato

1 cucchiaio di olio d'oliva

1 cucchiaino di sale

**Preparazione:**

Separare gli albumi dai tuorli e mettere da parte.

Pre-riscaldare l'olio in una padella anti-aderente a temperatura media.

Intanto, Mischiare insieme gli albumi, il formaggio cottage e il latte. Spruzzare con del sale q.b. Mischiare il miscuglio e friggere per circa 3-4 minuti, girando costantemente. Rimuovere dalla padella e spruzzare con del prezzemolo. Servire immediatamente

**Informazioni nutrizionali per porzione:** Kcal: 316, Proteine: 29.1g, Carboidrati: 6.4g, Grassi: 19.1g

## 12.    Legumi alla messicana

**Ingredienti:**

½ tazza di fagioli bianchi

½ tazza di fagioli neri

½ tazza di piselli

½ tazza di fagioli grandi

1 cucchiaino di peperoncino rosso in polvere

2 cucchiai di farina 00

1 cucchiaio di polvere di cipolla

½ cucchiaino di origano, macinato

½ cucchiaino di aglio in polvere

½ cucchiaino di cumino, macinato

½ cucchiaino di sale

3 tazze di acqua

**Preparazione:**

Posizionare i legumi in una ciotola profonda. Aggiungere l'acqua per coprire tutti gli Ingredienti. Immergere per una notte.

Asciugare bene e posizionare in una grande pentola. Aggiungere 3 tazze di acqua e far bollire. Cuocere per 25 minuti, poi aggiungere tutti gli altri Ingredienti. Abbassare il fuoco e coprire con un coperchio. Cuocere per altri 20 minuti. Rimuovere dai fornelli e mettere da parte, poi servire.

**Informazioni nutrizionali per porzione:** Kcal: 169, Proteine: 10.5g, Carboidrati: 31.3g, Grassi: 0.7g

## 13. Mela Spinaci Frullato

### Ingredienti:

1 tazza di spinaci freschi, tagliati

1 piccola mela, senza torsolo e tagliata

1 grande pera, senza torsolo e tagliata

½ tazza di acqua

3 cucchiai di succo di limone

1 cucchiaio di succo d'arancia

2 cucchiai di miele

### Preparazione:

Unire tutti gli Ingredienti in un mixer. Mescolare finchè il tutto è omogeneo e servire in bicchieri alti. Aggiungere dei cubetti di ghiaccio e servire, o tenere in frigo per 1 ora prima di servire.

**Informazioni nutrizionali per porzione:** Kcal: 245, Proteine: 1.3g, Carboidrati: 45.1g, Grassi: 0.6g

## 14.  Insalata di cavolfiore freddo

**Ingredienti:**

450g di cavolfiori

450g di broccoli

2 petti di pollo medi, tagliati a bocconcini

4 spicchi d'aglio, schiacciati

¼ tazza di olio extra vergine d'oliva

1 cucchiaino di sale

1 cucchiaio di rosmarino

**Preparazione:**

Sciacquare e scolare le verdure. Cut into bite-sized pieces.

Pre-riscaldare l'olio d'oliva a temperatura medio alta heat e aggiungere l'aglio schiacciato. Soffriggere per 1-2 minuti, poi aggiungere il cavolfiore, i broccoli, il petto di pollo, e circa ½ tazza di acqua. Ridurre il calore al minimo e cuocere a fuoco lento finchè si intenerisce.

Quando la maggior parte del liquido è evaporato, aggiungere il sale e il rosmarino. Girare per bene e rimuovere dai fornelli.

Far raffreddare bene in frigo prima di servire.

**Informazioni nutrizionali per porzione:** Kcal: 182, Proteine: 25.7g, Carboidrati: 15.1g, Grassi: 13.2g

## 15.    Pollo al Cumino

**Ingredienti:**

240g di cosce di pollo, tagliate a bocconcini

4 cucchiai di miele, pastorizzato

1 cucchiaio di origano

2 cucchiai di olio di cocco

1 cucchiaino di cumino, macinato

1 cucchiaino di sale marino

1 cucchiaino di pepe nero, macinato

1 cucchiaio di menta, tagliata

**Preparazione:**

Pre-riscaldare l'olio in una grande padella a fuoco medio-alto.

Aggiungere il pollo e cuocere per 8 minuti o finchè è dorato. Aggiungere la cipolla e agitare per altri 3 minuti. Cospargere del sale, pepe, origano e cumino. Aggiungere il miele e la cannella.

Agitare per circa 5 minuti o di più-

Guarnire con la menta e servire caldo.

**Informazioni nutrizionali per porzione:** Kcal: 170, Proteine: 38.5g, Carboidrati: 11.2g, Grassi: 21.4g

## 16.    Fiocchi d'avena con crema di Mango

### Ingredienti:

2 tazze di mango, sbucciato e tagliato

3 cucchiai di fiocchi d'avena

2 cucchiai di latte scremato

2 cucchiai di yogurt greco

1 cucchiaio di semi di lino

### Preparazione:

Usando le istruzioni sul pacco, preparare i fiocchi d'avena. Mettere da parte.

Posizionare il mango in un mixer e mischiare finchè diventa omogeneo. Trasferire in una ciotola media e aggiungere latte, yogurt, e semi di lino. Guarnire con della menta o dei mirtilli.

**Informazioni nutrizionali per porzione:** Kcal: 269, Proteine: 7.0g, Carboidrati: 57.8g, Grassi: 3.3g

## 17. Moussaka di Manzo

**Ingredienti:**

900g di  patate grandi, sbucciate e a fette

450g di manzo macinato

1 grande cipolla, sbucciata e finemente tagliata

1 cucchiaino di sale

½ cucchiaino di pepe nero, macinato

½ tazza di latte

2 grandi uova, sbattute

olio vegetale

Panna acida o yogurt Greco per servire

**Preparazione:**

Pre-riscaldare il forno a 200°C.

Olioare con olio vegetale il fondo di una teglia da 22x22cm. Creare uno strato con delle fette di patate e spennellarvi del latte. Cospargere la carne macinata e poi creare un altro strato di patate. Spennellare il latte rimanente, aggiungere ½ tazza di acqua, e chiudere con un coperchio.

Cuocere per un ora, o finchè le patate non sono cotte.

Ben fatto, creare l'ultimo strato con le uova sbattute. Infornare per altri 10 minuti.

Guarnire con panna acida e yogurt Greco e servire!

**Informazioni nutrizionali per porzione:** Kcal: 458, Proteine: 34.9g, Carboidrati: 36g, Grassi: 19.2g

## 18.    Bietola svizzera con pinoli tostati

**Ingredienti:**

900g di bietola svizzera, tagliata

1 peperone giallo medio, a fette

1 piccola mela, senza torsolo e tagliata

¼ tazza di pinoli, leggermente tostate

¼ di bulbo di finocchio, tagliato in bocconcini

2 cucchiai di olio di noci

2 cucchiai di aceto sherry

½ cucchiaino di sale

½ cucchiaino di pepe nero, macinato

**Preparazione:**

Mischiare insieme aceto, sale, e pep in una ciotola. Mettere da parte.

Unire le verdure in una grande ciotola. Aggiungere la mela a fette e i pinoli. Agitare bene e unire il tutto poi servire.

**Nutritional information per serving:** Calories: 85, Proteine: 2.0g Carboidrati: 8.8g Grassi: 5.6g

## 19.    Muffin al cocco

### Ingredienti:

½ tazza di semi di lino, macinato

2 ½ tazza di farina di mandorle

3 cucchiaino di lievito in polvere

6 cucchiai di cacao in polvere

1 cucchiaino di cannella, macinato

2 tazze di latte di cocco

1 tazza di miele, pastorizzato

2 cucchiaini di vaniglia in polvere

½ tazza di olio d'oliva

1 cucchiaio di farina di cocco

### Preparazione:

Pre-riscaldare il forno a 180°C.

Unire tutti gli Ingredienti secchi in una ciotola. Gentilmente versare il latte di cocco, il miele e l'olio. Mischiare con un mixer. Creare la forma dei muffin con delle formine e posizionarli sulla carta forno.

Infornarli per 15 minuti. Sono pronti quando, inserendo uno stecchino nell'impasto questo sarà pulito.

Cospargere con farina di cocco e raffreddare per un pò prima di servire.

**Informazioni nutrizionali per porzione:** Kcal: 278, Proteine: 4.5g, Carboidrati: 48.6, Grassi: 12.2g

## 20. Omelette allo Zenzero

**Ingredienti:**

4 uova

2 cucchiai di olio extra vergine d'oliva

1 cucchiaino di zenzero, grattuggiato

¼ cucchiaino di pepe nero, macinato

¼ tazza di uvetta

¼ cucchiaino di sale marino

**Preparazione:**

Sbattere le uova con una forchetta. Spruzzare dello zenzero e del pepe. Mischiare bene per unire.

Pre-riscaldare l'olio in una padella a fuoco medio-alto. Versare le uova e condire con del sale. Cuocere per 4 minuti, o finchè si raffermano. Rimuovere dal calore e guarnire con dell'uvetta. Servire immediatamente.

**Informazioni nutrizionali per porzione:** Kcal: 608, Proteine: 23.5g, Carboidrati: 31.7, Grassi: 45.8g

## 21.   Verdure con noci

**Ingredienti:**

2 tazze di lattuga romana, tagliata

1 grande arancia, sbucciata a spicchi

¼ tazza di noci

¼ tazza di datteri, snocciolati e finemente tagliati

1 cucchiaio di succo di limone

**Preparazione:**

Unire gli Ingredienti in una grande ciotola e spruzzarvi del succo di limone. Mischiare bene e mettere in frigo per 30 minuti prima di servire.

**Informazioni nutrizionali per porzione:** Kcal: 148, Proteine: 12.3g, Carboidrati: 21.6g, Grassi: 8.3g

## 22. Carote e barbabietola

### Ingredienti:

2 grandi carote, tagliate

2 piccole barbabietole, tagliate

1 cucchiaio di succo di limone

1 grande arancia, sbucciata

2 cucchiai di semi di chia

### Preparazione:

Unire tutti gli Ingredienti in un mixer e mischiare rendendo tutto omogeneo. Trasferire in bicchieri da portata e aggiungere dei cubetti di ghiaccio. Guarnire con degli altri semi di chia.

**Informazioni nutrizionali per porzione:** Kcal: 122, Proteine: 6.2g, Carboidrati: 38.1g, Grassi: 9.2g

## 23.    Cipolle imbottite

**Ingredienti:**

10-12 cipolle medio, sbucciate

450g di carne di manzo macinata

½ tazza di riso

3 cucchiai di olio d'oliva

1 cucchiai di menta, macinata

1 cucchiaino di Pepe cayenne, macinato

½ cucchiaino di cumino, macinato

1 cucchiaino di sale

½ tazza di salsa di pomodoro

½ tazza pane grattugiato

un mazzo di prezzemolo, finemente tagliato

**Preparazione:**

Tagliare in fette da mezzo centimetro ogni cipolla ed eliminare la parte superiore e inferiore. Questo fa si che le cipolle stiano in piedi. Posizionare le cipolle in un piatto e aggiungere una tazza di acqua. Coprire con un coperchio e iserire in forno a microonde a temperatura al per 0-12 minuti o finchè le cipolle sono tenere. Rimuovere le cipolle dal piatto e far raffredare leggermente. Ora rimuovere lo strato più esterno delle cipolle con un coltello, lasciando circa mezzo centimetro di scorza di cipolla

In una grande ciotola, unire la carne macinata con il riso, l'olio d'oliva, mint, il pepe cayenne, il cumino, il sale, e il pane grattugiato. Prende con un cucchiaio il composto e inserirlo nelle cipolle.

Oliare il fondo di una pentola e aggiungere le cipolle. Aggiungere circa 2 ½ tazze di acqua e coprire. Cuocere per 45 minuti a fuoco medio.

Cospargere del prezzemolo tagliato o della rucola e servire con panna acida o yogurt greco.

**Informazioni nutrizionali per porzione:** Kcal: 464, Proteine: 34g, Carboidrati: 48.4g, Grassi: 15.2g

## 24.   Stufato di ali di pollo

**Ingredienti:**

450g di petto di pollo chicken breast

2 grande patate, sbucciate e finemente tagliate

5 grandi peperoni, finemente tagliati e rimuovendo i semi

2 piccole carote, a fette

1 grande pomodoro, grossolanamente tagliato

Un mazzo di prezzemolo, finemente tagliato

3 cucchiai di olio extra vergine d'oliva

1 cucchiaio di pepe cayenne

1 cucchiaino di peperoncino piccante macinato

1 cucchiaino di sale

**Preparazione:**

Oliare una pentola profonda con 3 cucchiai di olio d'oliva. Aggiungere le cerdure e il pollo. Aggiungere un cucchiaio di pepe cayenne, sale, e il prezzemolo

Aggiungere 2 tazze di acqua, coprire con un coperchio e cuocere a fuoco lento a temperatura media.

**Informazioni nutrizionali per porzione:** Kcal: 325, Proteine: 11.5g, Carboidrati: 44.5g, Grassi: 12.8g

## 25.    Melanzane ripiene di mandorle

**Ingredienti:**

4 melanzane medie, tagliate a metà in lunghezza

4 piccole cipolle, sbucciate e finemente tagliate

4 spicchi d'aglio, schiacciati

¼ tazza di prezzemolo, finemente tagliato

3 pomodori medi, sbucciati e finemente tagliati

½ tazza di olio extra vergine d'oliva

1 foglia d'alloro,

2 cucchiai di mandorle, finemente tagliate

1 cucchiai di miele, pastorizzato

½ cucchiaino di sale

½ cucchiaino di pepe nero, macinato

**Preparazione:**

Pre-riscaldare il forno a 150°C.

Allineare della carta da forno su una teglia.

Tagliare a metà le melanzane, in lunghezza. Sbucciare e inserire in una ciotola. Aggiungere del sale e far riposare per 30 minuti.

Pre-riscaldare l'olio in una grande padella a fuoco medio. Brevemente, friggere le melanzane per 3 minuti per lato. Usare della carta da cucina per assorbire l'olio in eccesso. Mettere da parte.

Aggiungere le cipolle e l'aglio nella stessa padella. Soffriggere per 2 minuti e poi aggiungere i pomodori. Mischiare bene e far cuocere i pomodori a fuoco lento.

ora, aggiungere le melanzane e il resto degli Ingredienti. Cuocere per circa 5 minuti e rimuovere dai fornelli.

Imbottire le melanzane con questo composto. Trasferire su una teglia e infornare per circa 15 minuti, o finchè è leggermente bruciacchiato.

Servire caldo con della panna acida, ma questo è opzionale

**Informazioni nutrizionali per porzione:** Kcal: 219, Proteine: 4.0g, Carboidrati: 24.4g, Grassi: 14.0g

## 26.   Insalata di mela, barbabietola e spinaci

**Ingredienti:**

1 grande barbabietola, al vapore e a fette

2 tazze di spinaci

2 cipollotti, finemente tagliati

1 piccola mela, senza torsolo e a fette

¼ tazza di olio d'oliva

2 cucchiai di succo di lime

1 cucchiaio di miele, pastorizzato

1 spicchio d'aglio, schiacciato

1 cucchiaino di aceto di mela

¼ cucchiaino di pepe nero, macinato

¼ cucchiaino di sale

**Preparazione:**

Posizionare la barbabietola in una pentola profonda. Versare abbastanza acqua da coprire il tutto e cuocere per circa 40 minuti, o finchè è tenero. Rimuovere la pelle e le lische. Trasferire in una ciotola. Unire l'olio d'oliva, l'aceto, il sidro, il sale, e il pepe, e il miele. Versare le barbabietole e agitare il tutto per unire gli ingredienti. Far riposare per circa 30 minuti.

Lavare e asciugare la mela. Tagliare in fette sottili e unire con la barbabietola, i cipollotti, e gli spinaci. Aggiungere l'aglio schiacciato e servire.

**Informazioni nutrizionali per porzione:** Kcal: 343, Proteine: 2.4g, Carboidrati: 31.9g, Grassi: 25.7g

## 27. Cosce di pollo con peperoncino e Zenzero

### Ingredienti:

900g di cosce di pollo

1 cucchiaio di peperoncino rosso, macinato

454g di acqua di cocco

1 cucchiaio di zenzero, macinato

1 cucchiai di semi di coriandolo

8 spicchi d'aglio, tritato

¼ tazza di basilico fresco, tagliato

½ cucchiaino di sale

½ cucchiaino di pepe nero, macinato

### Preparazione:

Posizionare le cosce di pollo e l'aglio in un pentola a cottura lenta.

Spruzzare la carne con lo zenzero, il peperoncino, il sale, e il pepe. Versare l'acqua di cocco e aggiungere il basilico. Coprire con un coperchio e abbassare il fornello a temperatura medio-bassa.

Cuocere le cosce per circa 8-10 ore, o finchè diventano tenere. Rimuovere dal calore e girare per bene. Servire caldo.

**Informazioni nutrizionali per porzione:** Kcal: 472, Proteine: 45.9g, Carboidrati: 6.6g, Grassi: 29.3g

## 28.  La colazione del contadino

**Ingredienti:**

4 grandi uova

1 tazza di spinaci baby, tagliati

½ tazza di formaggio di capra, fatto a pezzi

1 cucchiai di extra-virgin olio d'oliva

4 fette di pane, integrale

¼ cucchiaino di sale

**Preparazione:**

Sbattere le uova con una forchetta in una ciotola. Tagliare il formaggio di capra a piccoli cubi e poi aggiungerli nella ciotola.

Pre-riscaldare l'olio in una padella anti-aderente a fuoco medio-alto. Aggiungere gli spinaci e friggere per circa 3-4 minuti, o finchè sono al dente. aggiungere l'uovo e il miscuglio di formaggio e friggere per 3 minuti, o finchè le uova sono ferme.

Tostare il pane per 2 minuti. Servire con le uova, il formaggio, e il miscuglio di spinaci.

**Informazioni nutrizionali per porzione:** Kcal: 345, Proteine: 19.8g, Carboidrati: 11.1g, Grassi: 25.1g

## 29.    Stufato di manzo

**Ingredienti:**

450g di manzo magro, tagliato a pezzi

½ tazza di aceto di vino rosso

1 cucchiaio di burro

180g di salsa di pomodori

½ tazza di  carote baby, a fette

2 patate dolci medie, sbucciate e tagliate

1 grande cipolla, finemente tagliata

1 tazza di funghi button, tagliati

½ cucchiaino di sale

1 foglia di alloro

2 tazze di brodo di manzo

½ tazza di piselli

1 cucchiaino di timo, macinato

3 spicchi d'aglio, tritato

## Preparazione:

Sciogliere il burro in una padella a temperatura medio-alta. Aggiungere i pezzi di manzo e friggerli finchè sono dorati, girando costantemente.

Trasferire la carne in una padella e mettere da parte. Aggiungere le cipolle la padelle e cuocerle per 5 minuti.

Versare il vino e la salsa di pomodori nella padella.

Versare il miscuglio sul manzo in una pentola profonda. Versare tutti gli Ingredienti e giare costantemente, specialmente se il liquido è spesso. Coprire con un coperchio e cuocere per 1 ora. Aggiungere i piselli e cuocere per 15 minuti. Rimuovere dai fornelli e servire.

**Informazioni nutrizionali per porzione:** Kcal: 216, Proteine: 21.1g, Carboidrati: 19.8g, Grassi: 5.6g

## 30.  Il maiale all'Hawaiana

### Ingredienti:

1,3 Kg di spalla di maiale

1 lattina di ananas

2 cucchiaini di zenzero, grattugiato

1 carota media, a fette

1 grande peperone, tagliato

1 tazza di brodo di manzo

1 cucchiaino di sale

### Preparazione:

Posizionare la carne in una grande pentola. Aggiungere le carote, il peperone e l'ananas con tutto il suo liquido. Versare il brodo di manzo e aggiungere l'acqua per aggiustare lo spessore se necessario. Spruzzare dello zenzero e del sale. Coprire con un coperchio e cuocere per 1 ora a temperatura medio-alta. Rimuovere dal calore e girare il tutto. Servire caldo.

**Informazioni nutrizionali per porzione:** Kcal: 239, Proteine: 43.0g, Carboidrati: 4.0g, Grassi: 39.0g

## 31. Frullato di mango e cocco

**Ingredienti:**

1 tazza di mango, tagliato

½ tazza di yogurt greco

1 tazza di latte di cocco

1 grande arancia, sbucciata a spicchi

1 cucchiaio di farina di cocco

1 cucchiaio di succo di limone

1 cucchiaino di scorza di limone

**Preparazione:**

Unire mango, yogurt, latte di cocco, arancia, e succo di limone in un mixer. Mischiare finchè tutto è omogeneo e trasferire in piatti da portata. Guarnire con laf arina di cocco e la scorza di limone. Lasciare in frigo per 30 minuti prima di servire.

**Informazioni nutrizionali per porzione:** Kcal: 313, Proteine: 6.8g, Carboidrati: 30.2g, Grassi: 20.8g

## 32. Brasato di stinco di agnello

**Ingredienti:**

900g di stinco di agnello

1 cucchiaino di pepe nero, macinato

1 cucchiaino di sale marino

2 carote medie, tagliate

¼ tazza di olio d'oliva

4 spicchi d'aglio, tritato

4 tazze di salsa marinata

1 grande cipolla, tagliata

**Preparazione:**

Posizionare gli Ingredienti in una pentola a cottura media. Abbassare il fuoco e cuocere per for 8 ore. L'opzione ideal sarebbe di farla cuocere per una notte.

Il modo migliore per capire se la carne è pronta è osservare se la carne si sta staccando dalle osse. È l'indicazione più corretta che l'agnello è pronto per essere servito.

**Informazioni nutrizionali per porzione:** Kcal: 312, Proteine: 27.6g, Carboidrati: 16.9g, Grassi: 14.4g

## 33.    Brownie a tre strati

**Ingredienti:**

567g di mix per brownie (1 pacco)

3 grandi uova

¼ tazza di acqua

½ tazza di olio

1 cucchiaio di burro di arachidi

453g di crema frosting di formaggio

340g di gocce di cioccolato al latte

2 ½ tazze di cereali di riso croccante

**Preparazione:**

Pre-riscaldare il forno a 150°C.

Posizionare il mix per brownie in una grande ciotola. Inserire gradualmente le uova sbattute, l'acqua e l'olio. Creare la forma dei cookies e posizionarli su una teglia con carta forno.

Infornare per circa 30-35 minuti, o finchè diventano dorati. Rimuovere dal forno e far raffreddare. Ora, cospargere la crema frosting per ogni brownie.

Sciogliere il burro di noccioline in una padella anti-aderente a temperatura medio-bassa. Aggiungere le gocce di cioccolato e girare costantemente. Rimuovere dal carole per combinare il tutto.

Cospargere in modo uniforme sui brownies. Mettere in frigo per 1 ora prima di servire.

**Informazioni nutrizionali per porzione:** Kcal: 310, Proteine: 2.7g, Carboidrati: 43.8g, Grassi: 14.9g

## 34. Crema di formaggio

**Ingredienti**:

2 rotoli di crescione da 227g

450g di crema di formaggio,

1 cucchiaino di estratto di vaniglia

½ tazza di miele, pastorizzato

1 cucchiaino di cannella, macinato

1 tuorlo

1 albume

**Preparazione:**

Pre-riscaldare il forno a 180°C.

Stendere un rotolo di crescione su una teglia coperta da carta forno.

Unire la cream di formaggio, la vaniglia, il miele e il tuorlo. Trisferire questo miscuglio sulla padella e cospargere sui rotoli. Stendere l'altro rotolo sul mix di crema di formaggio.

In una ciotola a parte, mischiare gli albumi finchè non è schiumoso. Spruzzare con della cannella.

Infornare per circa 20-25 minuti, o finchè diventa dorato. Rimuovere dal forno e far raffreddare. Tagliare a fette e servire.

**Informazioni nutrizionali per porzione:** Kcal: 299, Proteine: 7.5g, Carboidrati: 32.6g, Grassi: 16.0g

## 35.    Fiocchi d'avena con burro di arachidi

**Ingredienti:**

1 tazza di fiocchi d'avena, già preparati

1 tazza di latte di mandorle, senza zucchero

2 cucchiai di burro d'arachidi, organico

1 cucchiaio di sciroppo di fragole

1 cucchiaino di cannella, macinato

**Preparazione:**

Posizionare gli Ingredienti in una ciotola e mischiare bene non si ottiene un miscuglio morbido e omogeneo. Se necessatio, aggiungere dell'acqua. Versare questo miscuglio in bicchieri grandi e lasciare in frigo durante la notte.

**Informazioni nutrizionali per porzione:** Kcal: 554, Proteine: 12.2g, Carboidrati: 44.9g, Grassi: 39.3g

## 36.   Sandwich di Uova e Formaggio

**Ingredienti:**

4 grandi uova

1 tazza di formaggio di cottage

1 cucchiaino di prezzemolo, tagliato

8 fette sottili di bade, integrale

8 foglie di lattuga romana, intera

1 pomodoro medio, tagliato finemente

½ cucchiaino di sale

**Preparazione:**

Bollire le uova per 10 minuti. Fra raffreddare e sgusciarle. Tagliare in fette sottili – circa 5-6 fette per ogni uovo.

Posizionare le foglie di lattuga su una fetta di pane. Fare uno strato con un cucchiaio di formaggio, 1-2 fette di pomodoro e guarnire con le uova. Ripetere il processo con gli Ingredienti rimanenti. Se preferisci, aggiungere altre verdure. Cospargere con sale e servire.

**Informazioni nutrizionali per porzione:** Kcal: 177, Proteine: 15.8g, Carboidrati: 13.1g, Grassi: 6.7g

## 37.    Frullato di Yogurt Greco e proteine

**Ingredienti:**

3 tazze di yogurt greco

3 albumi

1 tazza di succo di limone

2 cucchiai di succo d'arancia, fresco

½ tazza di mango fresco, tagliato

½ tazza di ananas congelata, tagliata

1 cucchiaio di miele, pastorizzato

**Preparazione:**

Unire gli Ingredienti in un mixer per 30-40 secondi. Trasferire in bicchieri da portata e tenere in frigo per almeno 30 minuti prima di servire.

**Informazioni nutrizionali per porzione:** Kcal: 204, Proteine: 14.5g, Carboidrati: 32.4g, Grassi: 2.5g

## 38.    Omelette

**Ingredienti:**

4 grandi uova

1 tazza di spinaci baby, tagliati

1 piccola cipolla, tagliata

¼ cucchiaino di pepe rosso, macinato

¼ cucchiaino di sale marino

1 cucchiaio di Parmigiano, grattutato

1 cucchiaio di olio d'oliva

**Preparazione:**

Sbattere le uova con una forchetta, in una grande ciotola. Agguingere gli spinaci baby e il parmigiano. Condire con sale e pepe e mischiare bene il tutto.

Pre-riscaldare l'olio in una grande padella antiaderente a temperatura medio-alta. Versare il miscuglio con le uova e cuocere per 3-4 minuti, o finchè le uova si raffermano.

Servire con delle verdure. Questo è opzionale.

**Informazioni nutrizionali per porzione:** Kcal: 271, Proteine: 18.1g, Carboidrati: 6.2g, Grassi: 20.1g

## 39. Insalata di asparagi e carciofi

## Ingredienti:

6 cuori di carciofo medio

1 tazza di asparagi, tagliati

1 tazza di funghi button, tagliati

1 tazza di pomodori ciliegini, a metà

1 tazza di lattuga romana, tagliata

½ tazza di olive nere, snocciolate

½ tazza di grandi olive, snocciolate

3 cucchiai di succo di limone

2 cucchiai di burro

2 cucchiaini di mostarda Dijon

2 spicchi d'aglio, tritato

4 cucchiai di olio d'oliva

1 cucchiaino di sale marino

½ cucchiaino di pepe nero, macinato

**Preparazione:**

Pre-riscaldare il forno a 200°C.

Mischiare il succo di limone, la mostarda, l'aglio, 2 cucchiai di olio d'oliva, il sale e il pepe in una ciotola. Girare bene per unire il tutto e mettere da parte per far mischiare tutti i sapori.

Oliare una teglia con 2 cucchiai di olio. Aggiungere gli asparagi e il sale. Infornare per 5 minuti e rimuovere dal calore. Mettere da parte.

Sciogliere il burro in una padella anti-aderente a temperatura medio-alta. Aggiungere i funghi e cuocere per 5 minuti. Rimuovere dal calore e mettere da parte.

Unire la lattuga, i pomodori, le olive, i carciofi, e e le olive nere in una grande ciotola. Aggiugnere gli asparagi e i funghi e mescolare. Mettere in frigo prima di servire.

**Informazioni nutrizionali per porzione:** Kcal: 176, Proteine: 5.2g, Carboidrati: 16.4g, Grassi: 12.1g

## 40. Petto di pollo all'aglio

**Ingredienti:**

2,3 kg di petto di pollo

2 tazze di brodo di pollo

½ cucchiaino di pepe nero, macinato

2 spicchi d'aglio, tritato

2 grandi peperoni, tagliati

1 tazza di pomodori, a dadini

½ cucchiaino di sale

¼ cucchiaino di pepe nero, macinato

**Preparazione:**

Posizionare la carne in una pentola profonda e aggiungere il brodo. Coprire con un coperchio e cuocere per circa 4 ore a temperatura medio-alta.

Intanto, Pre-riscaldare una padella anti-aderente a temperatura medio-alta. Aggiungere l'aglio e soffriggere finchè diventa traslucido. Aggiungere i peperoni, pomodori, e spruzzare del sale e pepe a piacere. Cuocere per 2 minuti e aggiungere la farina. Cuocere per 1 minuto, poi versare il miscuglio nella pentola. Girare bene e aggiungere dell'acqua per aggiustare la consistenza della crema. Cuocere per 1 ora e rimuovere dal calore. Girare bene e servire caldo.

**Informazioni nutrizionali per porzione:** Kcal: 376, Proteine: 55.9g, Carboidrati: 2.5g, Grassi: 14.3g

## 41.   Zenzero Peach Frullato

### Ingredienti:

2 grandi pesche, sbucciate e a fette

1 tazza di yogurt greco

3 cucchiai di succo di mango

1 cucchiaino di zenzero, grattugiato

1 cucchiaio di semi di lino

### Preparazione:

Unire tutti gli Ingredienti in un mixer e frullare finchè è tutto unito in modo omogeneo. Aggiugnere dei cubetti di ghiaccio e rimescola per 20 secondi. Guarnire con della frutta e dei semi.

**Informazioni nutrizionali per porzione:** Kcal: 280, Proteine: 7.6g, Carboidrati: 61.8g, Grassi: 3.0g

## 42. Hamburger con parmigiano, coriandolo e aglio

**Ingredienti:**

2 lattine di lenticchie, asciugate

3 spicchi d'aglio, tritato

½ tazza di pane grattugiato

¼ tazza di parmigiano, grattugiato

1 uovo, sbattuto

2 tazze di acqua

½ tazza di farina 00

1 cucchiaio di olio vegetale

½ cucchiaino di sale

¼ cucchiaino di pepe nero, macinato

**Preparazione:**

In una ciotola media, schiacciare le lenticchie con una forchetta e poi mmischare con l'aglio il pane grattugiato e il formaggio. Formare degli hamburger; mettere da parte.

Sbattere le uova e l'acqua in una ciotola media. Unire la farina, il sale, e il pepe in un'altra ciotola. Coprire gli hamburger con la farina, immergere nelle uova, poi ricoprire di farina nuovamente.

Pre-riscaldare l'olio in una grande padella a temperatura media. Friggere gli hamburger per circa 2-3 minuti su ogni lato, o finchè sono dorati.

Sercire con del pane caldo o con una pita con coriandolo, yogurt, cipolle, pomodori, o qualsiasi altra cosa tu voglia. Questo è opzionale.

**Informazioni nutrizionali per porzione:** Kcal: 417, Proteine: 25.6g, Carboidrati: 64.4g, Grassi: 6.3g

## 43.    Insalata con fragole e avocado

**Ingredienti:**

1 tazza di rucola, tagliata

1 tazza di indivia,  tagliata

1 tazza di crescione, tagliato

1 tazza di spinaci freschi, finemente tagliati

1 piccolo cetriolo, a fette

1 tazza di fragole, a metà

1 tazza di avocado, a cubetti

3 cucchiai di mandorle, grossolanamente tagliate

3 cucchiai di olio d'oliva

2 cucchiai di aceto balsamico

1 cucchiaino di sale marino

¼ cucchiaino di pepe nero, macinato

**Preparazione:**

Unire l'olio, l'aceto, il sale, e il pepe in una ciotola. Girare bene e mettere da parte.

Mischiare insieme la rucola, l'indivia, il crescione, gli spinaci, e il cetriolo. Aggiungere gentilmente la frutta. Spruzzare del condimento e mischiare bene. Cospargere delle mandorle e refrigerare per 1 ora per mischiare i saperi prima di servire.

**Informazioni nutrizionali per porzione:** Kcal: 222, Proteine: 3.1g, Carboidrati: 10.6g, Grassi: 20.2g

## 44. Kebab di vitello e pollo

**Ingredienti**

450g di vitello magro, tagliato a bocconcini

450g di petto di pollo, senza ossa e pelle, e tagliato a bocconcini

340g di funghi button, a fette

3 grandi carote, a fette

2 cucchiai di burro,

1 cucchiaio di olio d'oliva

1 cucchiaio di pepe cayenne

1 cucchiaino di sale

½ cucchiaino di pepe nero macinato

una manciata di foglie di sedano, finemente tagliato

100g di sedano, finemente tagliato

**Preparazione:**

Oliare il fondo di una pentola con un cucchiaio di olio d'oliva. Ora aggiungere i pezzi di vitello, a fette le carote, il sale, il pepe, il pepe cayenne, e il sedano. Girare per bene e aggiungere 2 tazze di acqua. Cuocere per 35-40 minuti a fuoco medio-alto, o finchè la carne è cotta a metà.

Ora aggiungere il petto di pollo, il burro, e una tazza di acqua. Far cuocere a fuoco lento per 30 minuti, o finchè la carne è cotta e tenera.

Infine, aggiungere il sedano e i funghi. Personalmente, non mi piace cuocere troppo i funghi, quindi 10 minuti a fuoco medio dovrebbero essere più che sufficienti.

Servire caldi.

**Informazioni nutrizionali per porzione:** Kcal: 373, Proteine: 37.6g, Carboidrati: 11.3g, Grassi: 20g

## 45.    Porridge di noci e banane

### Ingredienti:

1 grande banana, a fette

2 tazze di latte di cocco, senza zucchero

1 cucchiaino di cannella, macinata

½ tazza di cavoli, tagliati

½ tazza di mandorle, tagliate

½ tazza di noci pecan, tagliate

½ cucchiaino di sale

### Preparazione:

Unire tutte le noci in una grande ciotola. aggiungere acqua per coprire tutti gli Ingredienti. Spruzzare del sale e immergere in acqua per una notte.

Strizzare bene e sciacquare con dell'acqua fredda. Trasferire le noci in un mixer e aggiungere la banana, il latte di cocco, e la cannella. Mischiare finchè il tutto è omogeneo.

Trasferire il miscuglio in una padella anti-aderente. Cuocere per circa 5 minuti a temperatura medio-alta.

Girare occasionalmente. Rimuovere dai fornelli e far raffreddare. Trasferire in una ciotola e aggiungere delle noci.

**Informazioni nutrizionali per porzione:** Kcal: 499, Proteine: 8.6g, Carboidrati: 23.5g, Grassi: 45.1g

## 46.    Pancakes alle mandorle

### Ingredienti:

1 tazza farina di mandorle

2 grandi uova

½  tazza di acqua

½ cucchiaino di bicarbonato di sodio

¼ cucchiaino di sale

¼ cucchiaino di miele, pastorizzato

60g di burro

### Preparazione:

Unire farina, sale, e bicarbonato di sodio in una grande ciotola. Girare bene e mettere da parte.

In una ciotola a parte, unire uova, miele e 1 cucchiaio di burro. Mischiare bene per combinare il tutto.

Versare il miscuglio di uova nella ciotola con i lmiscuglio di farina e mescolare grossolanamente finchè il composto è omogeneo. Se l'impasto è troppo spesso, aggiungere dell'acqua e mischiare finchè la consistenza desiderata viene raggiunta. Coprire la ciotola con un panno o un cuocere e far riposare per 15 minuti.

Agguingere il burro rimanente in una padella anti-aderente e sciogliere over a fuoco medio-alto. Versare il composto nella pentola, abbastanza da coprire il fondo della pentola. cuocere per 2 minuti o finchè il fondo è leggermente dorato. Ripetere il procedimento finchè il burro si esaurisce.

Posizionare i pancakes su un piatto e guarnire con del miele e delle noci. Questo è opzionali.

**Informazioni nutrizionali per porzione:** Kcal: 168, Proteine: 4.3g, Carboidrati: 16.3g, Grassi: 9.5g

## 47. Pudding di cocco e mirtilli con semi di chia e pistacchio

**Ingredienti:**

1 tazza di latte di mandorle

½ cucchiaino di estratto di mandorle

½ tazza di mirtilli,

3 cucchiai di semi di chia

1 cucchiaio di cocco, stracciatp

¼ tazza di pistacchi, tagliati

**Preparazione:**

Unire i mirtilli, i semi di chia, l'estratto di mandorle, il latte di mandorle e il cocco in una ciotola grande. Mischiare gli Ingredienti bene per unire il tutto.

Coprire la ciotola con un coperchio o un panno e refrigerare per almeno 12 ore prima di servire.

Guarnire il pudding con i pistacchi, o altre noci.

**Informazioni nutrizionali per porzione:** Kcal: 453, Proteine: 9.8g, Carboidrati: 21.6g, Grassi: 38.1g

## 48.  Tortilla di mirtilli per la colazione

**Ingredienti:**

½ tazza di mirtilli freschi

1 cucchiaio di burro

4 uova, sbattute

1 cucchiaino di burro di mandorle

¼ cucchiaino di pepe nero, macinato

¼ cucchiaino di sale

1 cucchiaino di cannella, macinata

**Preparazione:**

Unire il burro di mandorle, le uova, la cannella, e il pepe in una ciotola. Mischiare bene e mettere da parte.

Sciogliere il burro in una padella anti-aderente a fuoco medio-alto. Versare il miscuglio di uova e cuocere per 3 minuti. Guarnire con mirtilli e abbassare il fuoco. Coprire con un coperchio e cuocere per circa 6-8 minuti.

Rimuovere il coperchio e posizionare un piatto medio sul pasto e girare la tortilla. Rimettere la padella sul fuoco e cuocere per altri 3-4 minuti, o finchè le uova si assestano. Rimuovere dal calore e dividere in 2 parti uguali. servire.

**Informazioni nutrizionali per porzione:** Kcal: 250, Proteine: 13.2g, Carboidrati: 8.5g, Grassi: 19.2g

## 49.  Ceci e Bulgur

**Ingredienti:**

2 tazze di ceci, pre-cotti

2 tazze di bulgur, pre-cotto

1 zucchina media, sbucciata e tagliata

1 zucca media, tagliata a metà

½ tazza di basilico, tagliato

4 tazze di brodo di verdure

1 cipolla media, tagliata

1 cucchiaio di olio vegetale

2 spicchi d'aglio, tritato

½ cucchiaino di sale

¼ tazza di pepe nero, macinato

1 cucchiaino di timo, tritato

**Preparazione:**

Unire il bulgur e il brodo di verdure in una profonda pentola. Far bollire  e cuocere, abbassare poi la temperatura. Coprire con un coperchio e cuocere finchè il liquido è evaporato. Mettere da parte e far raffreddare peru n pò.

Posizionare i ceci in una pentola di acqua bollente. Cuocere finchè sono teneri e rimuovere dal calore. Strizzare e risciacquare i ceci. Mettere da parte.

Pre-riscaldare l'olio in una grande padella anti-aderente a temperatura medio-alta. Aggiungere le cipolle e cuocere per circa 3-4 minuti, o finchè la cipolla è traslucida. Aggiungere l'aglio, il timo e circa 2 cucchiai di acqua. Cuocere per 2 minuti e aggiungere la zucca, le zucchine, e i ceci. Cuocere per altri 10 minuti, o finchè la zucca e gli zucchini sono teneri se attraversati da una forchetta. Girare costantemente.

Ridurre il calore al minimo e aggiungere il bulgur. Girare bene per unire e coprire con un coperchio. Cuocere per 10 minuti. Rimuovere dal calore e cospargere con del basilico, sale, e pepe. Servire caldo.

**Informazioni nutrizionali per porzione:** Kcal: 386, Proteine: 17.3g, Carboidrati: 70.2g, Grassi: 6.1g

## 50. Frullato di menta e melore

**Ingredienti:**

2 tazze di melone, tagliato

1 grande cetriolo, tagliato

1 piccola mela, senza torsolo e tagliato

2 cucchiai di menta, tritata

2 cucchiai di succo di lime

1 cucchiaio di noci brasilaine

**Preparazione:**

Unire tutti gli Ingredienti in un mixer. Mescolare finchè il tutto è omogeneo. Trasferire l'impasto in bicchieri da portata. Aggiungere dei cubetti di ghiaccio e guarnire con della menta, o refrigerare per 1 ora prima di servire.

**Informazioni nutrizionali per porzione:** Kcal: 119, Proteine: 2.5g, Carboidrati: 18.1g, Grassi: 5.4g

## 51.    Barretet di Zucca e cioccolato

**Ingredienti:**

2 grandi uova, sbattute

½ tazza di olio

510g di mix per dolci, (1 pacco)

1 cucchiaino di spezie per torta di zucca

1 tazza di cioccolato fondente, fuso

½ tazza di mandorle, tagliate

1 cucchiaio di semi di zucca

**Preparazione:**

Pre-riscaldare il forno a 180°C.

Unire l'olio e le uova in una ciotola. Aggiungere il composto per dolci, le spezie di zucca

Aggiungere il cioccolato, le mandorle, e i semi di zucca. Creare delle barrette e cospargere in una teglia oliata e infornare per 20-30 minuti.   Rimuovere dal forno e tagliare in porzioni. Servire con lo yogurt o la marmellata fatta in casa.

**Informazioni nutrizionali per porzione:** Kcal: 227, Proteine: 3.0g, Carboidrati: 25.6g, Grassi: 12.8g

# ALTRI TITOLI DA QUEST'AUTORE

70 Ricette efficaci per prevenire e risolvere i problemi di sovrappeso: bruciare i grassi velocemente usando una dieta corretta e un'alimentazione intelligente.

Di

Joe Correa CSN

48 ricette che risolvono il problema dell'acne: il percorso veloce e naturale per aggiustare i tuoi problemi con l' Acne in meno di 10 giorni!

Di

Joe Correa CSN

41 ricette che prevengono l'Alzheimer: ridurre o eliminare l'alzheimer in 30 giorni o meno!

Di

Joe Correa CSN

70 ricette efficaci per il cancro al seno: previeni e combatti il cancro al seno con un'alimentazione intelligente e cibi nutrienti

Di

Joe Correa CSN